Plan de Comidas

de la dieta keto vegana

*Descubre los secretos de los usos sorprendentes
e inesperados de la dieta cetogénica, además de
recetas veganas y técnicas esenciales para empezar*

Por: Amy Moore

Tabla de contenidos

Introducción: Combinar la dieta cetogénica con el veganismo

¡Bienvenido al libro que cambiará tu vida! Si planeas seguir la dieta keto-vegana, este libro te ayudará a entender ambas dietas por separado y cómo combinarlas es un excelente paso hacia un estilo de vida más saludable. Hoy en día, es importante tomar una decisión consciente para comenzar a comer de forma saludable. No solo mejorará tu salud general, sino que también enriquecerá tu vida de maneras que nunca pensaste posibles.

En la actualidad, escuchamos hablar de enfermedades, afecciones y trastornos causados por hábitos alimenticios y estilos de vida poco saludables. Nuestra salud se ha convertido en un problema importante, razón por la cual personas como tú están tomando medidas para aprender sobre dietas saludables. La buena noticia es que este libro que has elegido es el mejor recurso para ti, y aquí te explicamos por qué...

La dieta keto-vegana es relativamente nueva en comparación con todas las demás tendencias de dietas existentes. Pero este libro explica ambas dietas de una manera sencilla y fácil de comprender. Esto es muy importante, sobre todo si es la primera vez que tienes contacto con la dieta cetogénica, la dieta vegana y la dieta keto-vegana, que es una combinación ganadora. En este libro, primero discutimos las dietas cetogénica y vegana por separado. Hemos presentado la información de esta manera para ayudarte a entender mejor por qué estas dietas son las que están de moda.

El primer capítulo habla sobre la dieta cetogénica: qué es, cómo funciona, los diferentes tipos de dietas cetogénicas y qué beneficios puedes obtener de ella. El segundo capítulo se centra en el veganismo: qué es, qué significa ser vegano, cuáles son los beneficios de ser vegano y cómo superar los desafíos más comunes de serlo.

Bien, puede que estés pensando: "¿Por qué es necesario discutir estas dietas por separado?"

La razón fundamental por la que es importante aprender

sobre la dieta cetogénica y la dieta vegana por separado es que esto facilita la transición a la dieta keto-vegana. Como aprenderás con este libro, ambas dietas son bastante restrictivas. Por eso, si empiezas a seguir la dieta keto-vegana de inmediato, tu cuerpo podría sufrir un gran impacto. Esto es especialmente cierto si eres fanático de los carbohidratos, la carne y los lácteos.

Lo bueno es que puedes empezar por ser vegano o por ser keto. Luego, cuando tu cuerpo se haya acostumbrado a alguna de las dos dietas, puedes incorporar gradualmente la otra. Esto hará que sea más fácil comenzar con la dieta keto-vegana y seguirla. Y puesto que ya has aprendido los fundamentos de las dietas keto y vegana en este libro, ¡estarás listo para empezar tu recorrido hacia un estilo de vida saludable! Es una estrategia simple y fácil que te garantizará el éxito.

Si ya estás siguiendo la dieta keto, o eres vegano, este libro te servirá como un curso de "actualización". También te permitirá aprender sobre la otra mitad de la dieta keto-vegana. ¡Y lo mejor es que hay mucho más para aprender!

En el capítulo tres aprenderás todo sobre la dieta keto-vegana. Descubrirás por qué la combinación de estas dos dietas modernas y altamente efectivas es una receta para el éxito. Este capítulo también habla de los beneficios de esta combinación ganadora, así como de algunos consejos prácticos para ayudarte a empezar. Si planeas convertirte en un keto-vegano, seguro este capítulo te será de gran ayuda.

Hablando de ayuda, el capítulo cuatro también contiene una gran cantidad de información. Aprenderás todo sobre las recetas keto-veganas. Antes de meterte de lleno en las recetas, aprenderás sobre los diferentes tipos de alimentos que puedes comer, y los que debes evitar, en la dieta keto-vegana. Luego hay diez recetas diferentes que son simples, fáciles de preparar, saludables y muy sabrosas. Cualquiera de estas recetas deliciosas te ayudará a seguir con tu dieta al tiempo que despierta tu deseo de hacer de esta dieta parte de tu estilo de vida.

Como descubrirás al leer los capítulos de este libro, la dieta cetogénica y el estilo de vida vegano son las dietas más efectivas que existen. ¿Por qué crees que esta combinación de dietas es tan popular en este momento?

Desde celebridades hasta atletas y más, la dieta keto-vegana está cobrando fuerza como la mejor, y recién empieza. Al leer este libro, ya has dado ese primer paso tan importante. Aunque muchas personas creen que el primer paso es comenzar a seguir la dieta, en realidad no es así. El primer paso es tomar una decisión consciente de aprender todo lo que puedas sobre la dieta y el estilo de vida que deseas seguir. Después de todo, no podrás comenzar a seguir la dieta keto-vegana adecuadamente, ni ningún otro tipo de dieta, a no ser que hayas aprendido todo lo que puedas al respecto.

Esto es especialmente cierto para la dieta keto-vegana porque es una dieta única que implica un conjunto específico de reglas, particularmente en términos de lo que se puede y no se puede comer. Cuanto más aprendas sobre esta dieta, más fácil será empezar a seguirla. Y cuanto más familiarizado estés con la dieta, cuanto más la comprendas, más fácil será seguir con la dieta a largo plazo. Por eso, tomar la decisión de instruirse es el primer paso "real" para cualquier dieta. Si bien hay muchos recursos en línea, es difícil clasificar toda la información y determinar cuál es útil y cuál no.

La clave es encontrar información confiable y verdadera que te guíe en tu camino.

Afortunadamente para ti, en cuanto a libros sobre la dieta keto-vegana, ¡has escogido uno excelente! Y después de aprender todo lo básico sobre la dieta keto-vegana y algo más, podrás comenzar tu recorrido de inmediato. Este es un libro completo, lleno de información práctica que puedes aplicar fácilmente a tu vida. Es hora de despedirte de tus viejos y poco saludables hábitos alimenticios. ¡Y es hora de comenzar a invertir en tu salud!

Capítulo 1: ¿Qué es la dieta cetogénica?

La definición más simple de la dieta cetogénica es que es una dieta baja en carbohidratos, alta en grasas y moderada en proteínas. Idealmente, cuando sigues esta dieta, sólo el 10% de tus calorías totales proviene de los carbohidratos, el 20-30% de tus calorías totales proviene de las proteínas y el 60-70% de tus calorías totales proviene de las grasas. El nombre de la dieta proviene de su principal objetivo: alcanzar un estado de cetosis. Después de seguir la dieta keto un tiempo, tu cuerpo comenzará a quemar grasas en lugar de glucosa. Por eso, uno de los principales beneficios de esta dieta, que también la hace extremadamente popular, es la pérdida de peso.

La distribución de macronutrientes de esta dieta requiere que elimines los alimentos ricos en carbohidratos y azúcar. Uno de los aspectos más controvertidos de esta dieta es que requiere eliminar los alimentos que alguna vez se consideraron saludables. Esto incluye legumbres, algunos tipos de frutas y vegetales, e incluso granos. Sin embargo, estaría permitido comer alimentos ricos en grasa como tocino, queso, productos lácteos y más. Cuando esta dieta apareció en el radar de los entusiastas de la salud y el fitness, generó que muchas cejas se arquearan. Pero cuando la gente tuvo pruebas de cuán efectiva es la dieta keto, y a medida que los investigadores la estudiaron más, el mundo se dio cuenta de que era algo más que una dieta de moda.

La única razón por la que eliminarías ciertos tipos de alimentos y grupos de alimentos de la dieta keto es porque contienen un alto contenido de carbohidratos. Sin embargo, estarías reemplazando estos alimentos por otros que te nutrirán y que encajan en la dieta keto. Por ejemplo, en lugar de comer muchos vegetales con almidón, aumentarías tu consumo de vegetales con bajo contenido de almidón, como las verduras de hojas verdes. También puedes continuar consumiendo vegetales con un contenido moderado de almidón, como zanahorias, pimientos rojos y más.

Si eres un amante de los vegetales, hay cosas que puedes

hacer para que sean más amigables con la dieta keto. Para empezar, puedes cocinar tus vegetales en aceite de coco, ghee, mantequilla y otros aceites saludables. Esto hace que sepan mejor y te ayuda a alcanzar tu recomendación diaria de grasas. La dieta keto también te permite consumir pescado y carne sin restricciones, pero en el caso del pescado, se recomienda optar por aquellos que contienen grasas saludables como el salmón, la caballa, las anchoas y el arenque. Estas son opciones excelentes porque no sólo te ayudarán a consumir suficientes grasas, sino que también contienen otros nutrientes para mantenerte saludable. Para la carne, puedes elegir cortes magros de vez en cuando, pero los cortes grasos son mejores.

Cuando se trata de seguir la dieta keto (sólo la dieta keto), la proporción entre los vegetales y la carne que consumes depende de ti. Sin embargo, en general, esta dieta requiere más proteínas que las dietas altas en carbohidratos. La clave es elegir los tipos de alimentos que comes y tratar de evitar los alimentos con alto contenido de carbohidratos y azúcar.

Por sí sola, la dieta keto es bastante simple. Es bastante

restrictiva, especialmente en términos de carbohidratos y azúcar. Esta dieta también puede ser bastante intimidante, especialmente al principio. Para poder seguirla correctamente, debes aprender a contar tus macros. Esto te permite obtener las cantidades adecuadas de grasas, proteínas y carbohidratos para forzar tu cuerpo a la cetosis. Es importante seguir la dieta keto correctamente. La buena noticia es que existen diferentes tipos de dietas keto que puedes probar dependiendo de las proporciones de macronutrientes que crees que puede manejar.

¿Cómo funciona la dieta cetogénica?

Para ayudarte a entender cómo funciona la dieta cetogénica, primero revisemos cómo funciona el cuerpo humano, específicamente cómo produce energía. La mayoría de las dietas hacen que nuestro cuerpo funcione principalmente con azúcar o glucosa en la sangre que obtenemos de carbohidratos como patatas, frutas, pasta, dulces y pan. La mayoría de las dietas también son altas en carbohidratos, y las personas que no siguen dietas específicas tienden a comer muchos carbohidratos. Sin embargo, si nuestros niveles de glucosa en sangre bajan, sentimos que nuestros niveles de energía también disminuyen. La mala noticia es que nuestro cuerpo no está diseñado para almacenar mucha glucosa. Aunque lo bueno es que incluso si no consumes muchos carbohidratos, tu cuerpo puede funcionar igual consumiendo las grasas, y esto sucede cuando alcanza el estado de cetosis.

Mientras está en estado de cetosis, el hígado comienza a descomponer las grasas (las que consume y las

15

almacenadas en tu cuerpo) en cetonas o cuerpos cetónicos, que son una fuente de energía utilizable. Cuando esto sucede, tus órganos pueden comenzar a usar estas cetonas para continuar con sus funciones. En pocas palabras, tu cuerpo se convertirá en una máquina quemadora de grasas que utiliza las grasas en lugar de la glucosa como su principal fuente de energía. Este proceso se considera adaptativo, ya que ocurre cuando te "privas" de glucosa eliminando los carbohidratos y el azúcar de tu dieta.

Tan pronto como aumentan tus niveles de cetonas, tu cuerpo entra en cetosis. Comienza a quemar grasas, razón por la cual la dieta keto es una forma muy efectiva de perder peso. Hay varias formas de lograr la cetosis. Una es ayunando. Esto implica dejar de comer durante un período largo de tiempo. Hay algunas dietas que implican un ayuno, la más popular es el Ayuno Intermitente, o IF por sus siglas en inglés. El ayuno obliga a tu cuerpo a entrar en un estado de cetosis cuando, como combustible, comienza a quemar grasas en un intento por disminuir la cantidad de glucosa que utiliza. Esto sucede porque estás "privando" a tu cuerpo de comida.

Otra forma efectiva de alcanzar la cetosis es siguiendo la dieta keto. En esta dieta, consumes una gran cantidad de mantequilla, huevos, queso, carne, pescado, aceites, nueces y vegetales al tiempo que evitas el pan, los granos, las legumbres, los frijoles y una serie de frutas y vegetales con almidón. La naturaleza de esta dieta es lo que fuerza tu cuerpo a la cetosis. Así estarías limitando drásticamente tu consumo de carbohidratos, comiendo sólo lo suficiente para sobrevivir, mientras consume altas cantidades de grasas y cantidades moderadas de proteínas. Para mantener la cetosis, necesitas consumir mucha grasa, ya que es lo que tu cuerpo usará como combustible. También es importante moderar la ingesta de proteínas, ya que también pueden ser descompuestas por el cuerpo y convertidas en glucosa. Por lo tanto, si consumes más proteínas de las recomendadas, es posible que no puedas alcanzar y mantener la cetosis.

Tipos de dietas cetogénicas

Si está planeando iniciar la dieta cetogénica (o la dieta keto-vegana), una cosa importante que debes saber es que existen diferentes tipos de dietas cetogénicas para elegir. Es una gran noticia porque tienes la opción de elegir el tipo de dieta que se adapte a tu estilo de vida y objetivos de salud. Los tipos más comunes de dietas keto incluyen:

> La Dieta Cetogénica Estándar (SKD, por sus siglas en inglés)

La SKD es el tipo más común de dieta keto, y también la más simple. La regla para este tipo de dieta keto es muy sencilla: lo que tienes que hacer es consumir una cantidad mínima de carbohidratos todo el tiempo. Para esta dieta, sólo podrás consumir un máximo de 50 gramos de carbohidratos cada día. La cantidad exacta que consumas dependerá de tus necesidades. Este tipo de dieta keto es adecuada para la mayoría de las personas.

La Dieta Cetogénica Dirigida (TKD, por sus siglas en inglés)

Este tipo de dieta te permite comer más carbohidratos, en comparación con los otros tipos. Sin embargo, sólo debes consumir estas cantidades adicionales de carbohidratos justo antes de hacer ejercicio. Es el tipo de dieta preferido por los atletas y las personas que llevan un estilo de vida activo. Además, al elegir los carbohidratos adicionales que planeas consumir, es mejor optar por variedades fácilmente digeribles para no terminar con malestar estomacal.

Aunque consumirás más carbohidratos en este tipo de dieta keto, no tendrás que preocuparte por no alcanzar la cetosis porque quemarás todos esos carbohidratos de manera efectiva durante tu entrenamiento. A pesar de que tu estado de cetosis se verá alterado, esto no sucederá por mucho tiempo. Por lo general, puedes consumir hasta 25 gramos de carbohidratos adicionales antes de tu rutina de ejercicios. Después de hacer ejercicio, es mejor consumir comidas bajas en grasa y altas en proteínas. Aunque la dieta keto te alienta a comer mucha grasa, no se recomienda consumirla después de hacer ejercicio. La razón es que podría debilitar tu recuperación muscular y retrasar la absorción de nutrientes.

Es importante tener en cuenta que esta variante no es adecuada para todos. Si llevas un estilo de vida activo o tienes una rutina de ejercicios diaria, entonces este tipo de dieta keto debería ser la mejor opción para ti. Sin embargo, debes planificar bien tus comidas para asegurarte de no ir más allá de las cantidades recomendadas de carbohidratos y proteínas. Además, asegúrate de obtener las grasas suficientes para mantener tu estado de cetosis.

La Dieta Cetogénica Cíclica (CKD, por sus siglas en inglés)

Este tipo de dieta cetogénica es muy popular, especialmente entre los principiantes. Para esta dieta, no tendrás que ser completamente "keto" de inmediato. La dieta CKD implica ciclar cada semana entre los "días keto" y los "días libres". Tendrás días alternos para seguir la dieta keto y días de consumir grandes cantidades de carbohidratos, lo que se denomina "carga de carbohidratos".

Para esta dieta, tendrías que consumir un máximo de 50 gramos de carbohidratos cada día durante tus días keto. Luego, en tus días libres, puedes consumir hasta 600 gramos de carbohidratos mientras "cargas" carbohidratos. Este tipo de dieta keto es adecuada para culturistas y otros atletas que realizan muchas actividades intensas. Ayuda a maximizar la pérdida de grasa al tiempo que genera masa magra. Al igual que la TKD, este tipo de dieta keto no se recomienda para la mayoría de las personas.

La Dieta Cetogénica Restringida

Este tipo de dieta se recomienda con fines terapéuticos, especialmente para el tratamiento de ciertos tipos de cáncer. Restringir la ingesta de carbohidratos hace que el cuerpo comience a producir cetonas. Cuando esto sucede, las células sanas del cuerpo pueden comenzar a usar las cetonas, pero hay algunos tipos de células cancerosas que no pueden funcionar con esta fuente de energía alternativa. La mayoría de los tipos de células cancerosas prosperan con la glucosa. Por lo tanto, privarse de glucosa significa que también se está privando de alimento a esas células cancerosas.

Esta variación de la dieta keto se considera restringida porque se combina con la restricción calórica, lo que hace que tu cuerpo se transforme un entorno inhóspito para las células cancerosas. Para esta dieta, comenzarás consumiendo sólo agua durante 3 a 5 días y luego continuarás con la dieta keto. Además, sólo consumirás un máximo de 20 gramos de carbohidratos. Este tipo de dieta también se recomienda para aquellos que padecen afecciones como SFC, o síndrome de fatiga crónica, diversas enfermedades neurológicas y otras. Además, debes seguir esta dieta sólo bajo supervisión médica para garantizar tu salud y seguridad.

Ahora que sabes más sobre los diferentes tipos de dietas keto, puedes determinar cuál se adapta mejor a ti. Conocer el tipo de dieta cetogénica a seguir ayuda a garantizar el éxito, sea que planees seguir esta dieta por tu cuenta o incorporar otra dieta (como la dieta vegana). Después de elegir el tipo de dieta a seguir, tienes la opción de investigar más al respecto. Esto te ayudará a seguirla correctamente y a aprovechar al máximo la dieta cetogénica que hayas elegido.

Los beneficios de la dieta keto

La dieta cetogénica no es simplemente una dieta baja en carbohidratos. También implica consumir grandes cantidades de grasa y cantidades moderadas de proteínas. Seguir correctamente la dieta keto te permite alcanzar un estado de cetosis. Alcanzar ese estado es lo que proporciona todos los grandes beneficios de la dieta keto para la salud. Si planeas seguir la dieta keto, o la has estado siguiendo durante algún tiempo, estos son algunos de los beneficios a los que puede aspirar:

- Ayuda en el tratamiento de la epilepsia

Este es el principal beneficio de la dieta cetogénica, porque en realidad fue desarrollada para este propósito. La dieta cetogénica se creó como parte del tratamiento de la epilepsia a principios de 1900. Hasta ahora, todavía se utiliza para este propósito, aunque incluso las personas sanas han comenzado a seguirla para perder peso y debido a otros beneficios que la dieta proporciona.

● Ayuda a reducir el apetito

Uno de los retos más difíciles que enfrentan las personas que hacen esta dieta es sentir hambre todo el tiempo. Al reducir las porciones o restringir ciertos alimentos de tu dieta, sientes que tienes hambre en todo momento y que echas de menos tus comidas favoritas. Pero con la dieta keto, no tienes que preocuparte por este tema. Seguir una dieta baja en carbohidratos reduce el apetito. Cuanta más proteína y grasa consumas, más saciado te sentirás, es decir, no tendrás hambre todo el tiempo.

● Promueve la pérdida de peso

Debido a que tu cuerpo comenzará a utilizar las grasas, incluso las almacenadas, como su principal fuente de energía, también irás hacia una pérdida de peso. Mientras sigues esta dieta, tus niveles de insulina disminuyen: la insulina es un tipo de hormona que almacena grasa. Es lo que transforma tu cuerpo en una máquina eficiente para quemar grasa.

Cuando se trata de grasa corporal, es importante saber que no todas las grasas son iguales. Las reservas de grasa en el cuerpo determinan tu riesgo de enfermedad y cómo esas reservas de grasa afectan tu cuerpo. Los dos tipos principales de grasa son la subcutánea, que se encuentra debajo de la piel, y la visceral, que se encuentra en la cavidad abdominal y alrededor de los órganos. La resistencia a la insulina y la inflamación ocurren cuando tienes exceso de grasa visceral. La cetosis quema ambas grasas, lo cual, a su vez, te ayuda a perder peso al tiempo que reduce tu riesgo de desarrollar diferentes afecciones médicas.

● Ayuda a controlar los niveles de azúcar en sangre

Otro beneficio de la dieta keto es que ayuda a controlar naturalmente los niveles de azúcar en la sangre. Esto ocurre debido a los tipos de alimentos que consumirás en esta dieta. Este beneficio particular hace que la dieta keto sea beneficiosa para las personas que sufren de diabetes. Si ya padeces esta afección, o estás en riesgo de padecerla, es posible que desees considerar el seguimiento de esta dieta.

● Mejora la concentración

Después de seguir la dieta cetogénica durante algunas

semanas o meses, notarás una mejoría en tu concentración. La razón principal es que las cetonas son una excelente fuente de combustible para el cerebro. Además, consumir menos carbohidratos ayuda a prevenir picos en los niveles de azúcar en sangre. Estos efectos conducen a una mejora en la concentración y el enfoque. Además, el aumento en el consumo de ácidos grasos puede tener un efecto positivo en las funciones del cerebro.

- Aumenta tus niveles de energía

Las cetonas son una fuente de energía más confiable para el cuerpo. A diferencia de la glucosa, que se agota fácilmente, la energía que proporcionan las grasas dura más tiempo. Por lo tanto, como uno de los beneficios de esta dieta, empezarás a notar un aumento en tus niveles de energía.

- Mejora los niveles de colesterol bueno y triglicéridos

Los estudios han demostrado que esta dieta puede mejorar los niveles de colesterol bueno y triglicéridos que se asocian comúnmente con la acumulación arterial.

Esta dieta aumenta los niveles de HDL mientras disminuye los de LDL. También mejora la presión arterial en comparación con otros tipos de dietas.

● Puede ayudar a reducir el acné

Cambiar a una dieta keto también puede ayudar a mejorar la salud y el estado de tu piel. Puedes notar una reducción de tu acné, junto con una reducción en la inflamación de la piel. Algunos estudios sugieren que consumir muchos carbohidratos lleva a un aumento del acné, por lo tanto, seguir una dieta baja en carbohidratos mejorará esta condición de la piel. Para realzar aún más este beneficio, es posible que también desees seguir un plan de limpieza estricto.

● Puede ser útil contra el Síndrome Metabólico

El Síndrome Metabólico es una condición médica que se asocia comúnmente con un riesgo de enfermedad cardíaca y diabetes. El síndrome metabólico no es una afección única, sino un conjunto de síntomas que incluyen presión arterial alta, triglicéridos altos, niveles bajos de HDL, obesidad abdominal y niveles elevados de azúcar en sangre. La buena noticia es que la dieta cetogénica mejora todo esto, por lo tanto, puede ayudar a mejorar el Síndrome Metabólico.

Capítulo 2: ¿Qué es la dieta vegana?

La dieta vegana, o veganismo, es un tipo de dieta / estilo de vida que implica excluir animales (carne) y productos de origen animal tales como lácteos, huevos y demás de la dieta. Muchos veganos también evitan los alimentos que han sido procesados con productos animales, como algunos tipos de vino y azúcar refinada.

Si has elegido hacer del veganismo tu estilo de vida, serás conocido como "vegano". Un vegano es una persona que sigue la dieta vegana, pero el término también puede ser usado como adjetivo para describir cierto plato o alimento. Mientras que algunos veganos evitan consumir animales y productos de origen animal, otros van más allá y evitan los productos comerciales de origen animal o derivados de animales, como la lana, la piel, el maquillaje y otros. Existen diferentes tipos de veganos con distintos niveles de rigor en cuanto a cómo siguen este estilo de vida. Ellos son:

29

- Los **veganos de la dieta** también son conocidos como «comedores de alimentos de origen vegetal». Evitan el consumo de productos de origen animal, pero continúan utilizando productos de origen animal como cosméticos y ropa.

- Los **veganos de la comida chatarra** no están realmente preocupados por su salud, ya que dependen en gran medida de las opciones veganas altamente procesadas. Si planeas volverte vegano, es posible que quieras evitar ser este tipo de veganismo.

- Los **crudiveganos** sólo consumen alimentos de origen vegetal crudos o que han sido cocinados a temperaturas inferiores a 48°C.

- Los **crudiveganos bajos en grasas** también se denominan "frugívoros". Dependen principalmente de las frutas y sólo consumen alimentos ricos en grasas como aguacates, cocos, diferentes tipos de nueces y más. Sin embargo, también consumen otros tipos de vegetales en pequeñas cantidades, pero sólo de vez en cuando.

- Los **veganos de alimentos integrales** también evitan todos los animales y productos animales, y prefieren consumir alimentos integrales como nueces, semillas, legumbres, frutas, vegetales y granos enteros.

Si estás leyendo este libro, estás interesado en convertirte en keto-vegano. Es un tipo de vegano bastante nuevo que combina las reglas básicas de la dieta vegana con las de la dieta cetogénica. En otras palabras, seguirías una dieta cetogénica basada en vegetales. Más adelante, discutiremos esta combinación de dieta en detalle.

Hoy en día, volverse vegano no es tan difícil como lo era en el pasado. Hoy, el veganismo es una tendencia. Por eso, cada vez hay más opciones veganas disponibles para las personas que desean seguir esta dieta saludable y beneficiosa. Incluso si comenzaste como amante de la carne, en la actualidad los sustitutos veganos saben igual que los auténticos. Esto facilitará tu transición a la dieta vegana.

Mientras que algunas personas pueden dejar de comer carne y otros productos animales fácilmente, para otras es difícil, incluso con todas las opciones veganas disponibles. Después de todo, esta dieta difiere significativamente de otras dietas, sobre todo si sigues una dieta que incluye mucha carne. De hecho, la dieta keto te permite comer carne y otros productos animales. Así que si empiezas por ser vegano, todavía tienes que hacer algunos cambios significativos para convertirte en keto-vegano.

La buena noticia es que la transición de la dieta vegana a la dieta keto vegana (o de la keto a la keto-vegana) no sólo es posible, sino bastante fácil de lograr siempre y cuando sepas cómo hacerlo. Por supuesto, cuanto más liberal seas como vegano, más fácil te resultará hacer la transición a la dieta keto-vegana. Pero aun cuando sigas una dieta vegana muy estricta, hacer este cambio es posible. Se trata de comprometerte con la dieta y el estilo de vida que has elegido para alcanzar tus objetivos a largo plazo.

¿Qué significa ser vegano?

El veganismo es más un estilo de vida que una dieta, sobre todo según aquellos que han adoptado el veganismo como parte de su vida. Ser vegano puede ayudarte a ser más saludable en comparación con aquellos que consumen muchos animales y productos de origen animal. Como vegano, no consumirías carne (ni blanca, ni roja), pescado, mariscos, productos lácteos, huevos u otros productos derivados de animales como la miel. Esto también significa que, como vegano, no ingerirías colesterol, ni grasas animales y proteínas animales, cosas que pueden causar daño a tu salud. En cambio, sobrevivirías con alimentos integrales y saludables que contienen vitaminas, minerales, fibra, proteínas, grasas buenas y carbohidratos complejos. Las personas eligen ser veganas por diferentes razones, que incluyen:

● El ambiente

El veganismo puede ayudar a salvar el ambiente, es decir, si la mayoría de las personas en el mundo elige ser vegana. Elegir la dieta vegana (y otras dietas de base vegetal) puede tener un efecto positivo en el medio ambiente, especialmente en términos de agricultura animal. Consumir más alimentos de origen vegetal puede reducir la necesidad de utilizar recursos que generan cantidades enormes de emisiones de gases de efecto invernadero. Además, esta dieta no requiere tanta agua como las dietas que necesitan de la agricultura animal. Esta puede ser la razón principal por la que las personas que quieran contribuir a salvar el ambiente se vuelvan veganas.

● Ética

Cuando las personas adoptan el veganismo por razones éticas, lo hacen porque creen firmemente en los derechos de todos los seres vivos a la libertad y a la vida. Eligen a consciencia eliminar el consumo de animales y los productos de origen animal de su dieta y de su vida. Además, los veganos éticos no están de acuerdo con el trauma físico y psicológico que sufren los animales en las diferentes industrias. Los animales criados con fines cárnicos o de otro tipo se ven obligados a vivir en condiciones deplorables y miserables antes de ser sacrificados de manera cruel en beneficio de los seres humanos. Además de ser veganos, también pueden expresar su oposición al generar conciencia, protestar e intentar convencer a otros de que adopten el mismo estilo de vida.

● Salud

Hoy en día, la salud es una razón muy común por la que las personas eligen ser veganas. La dieta vegana ofrece muchos beneficios significativos para la salud, los cuales discutiremos en un momento. Aparte de estos beneficios para la salud, algunas personas eligen el estilo de vida vegano porque quieren evitar los efectos secundarios adversos relacionados con las hormonas, los antibióticos y los productos químicos utilizados en la industria de alimentos de origen animal. Sin embargo, de todas las razones de salud, la que por lo general convence a la gente de ser vegana es la pérdida de peso.

No importa cuál sea tu razón para volverte vegano, sin dudas esta elección cambiará su vida. La dieta vegana puede ayudarte a ser una persona más sana y completa. Eso es lo que significa ser vegano, y es por eso que cada vez más personas toman la decisión de formar parte de esta tendencia creciente.

Los beneficios de ser vegano

Aunque es posible que escuches a muchos veganos decir que han elegido el veganismo para salvar a los animales y otros seres vivos, hay otros beneficios que puedes disfrutar cuando eliges ser vegano. Si planeas seguir la dieta vegana, o la has estado siguiendo durante algún tiempo, estos son algunos beneficios que puedes esperar:

- Proporciona un excelente valor nutricional

Varios estudios e investigadores han demostrado que, si sigues la dieta vegana de manera correcta, ingerirás muchas vitaminas, minerales, antioxidantes y nutrientes. Sin embargo, aunque la dieta vegana esté repleta de estos nutrientes saludables, carece de carne, una fuente muy importante de proteínas. Por lo tanto, si planeas seguir la dieta vegana, debes asegurarte de consumir muchas fuentes de proteínas de origen vegetal para que no tener deficiencia de proteínas. Otro nutriente en el que podrías terminar siendo deficiente es el hierro. Por consiguiente, también debes consumir muchas fuentes vegetales ricas en hierro. Además de aportar estos nutrientes, el veganismo puede ser extremadamente beneficioso para tu salud en general.

● Ayuda a mejorar tu estado de ánimo

Las investigaciones sugieren que los veganos pueden ser significativamente más felices que aquellos que consumen animales y productos de origen animal. Esto puede deberse al hecho de que los alimentos de origen vegetal son más frescos y saludables que los de origen animal. Entonces, cuando consumes sobre todo esos alimentos, ayudas a purificar tu mente y mantienes el positivismo.

● Ayuda en la prevención de varias enfermedades

Debido a que las fuentes de alimentos de origen vegetal no contienen muchas grasas saturadas, el veganismo puede ayudar a reducir el riesgo de desarrollar enfermedades cardíacas. Esta dieta también juega un papel importante en la prevención de otras enfermedades como la diabetes, la hipertensión, algunas formas de cáncer, cálculos biliares y más.

- Mejora la función renal al mismo tiempo que reduce los niveles de azúcar en sangre

El veganismo puede ayudar a reducir tus niveles de azúcar en sangre. Esto es algo bueno tanto si estás sano como si sufres de algún tipo de afección médica. Este beneficio también puede reducir tu riesgo de desarrollar diabetes. Seguir esta dieta puede mejorar la función renal, lo que a su vez ayuda a mejorar tu salud en general.

- Reduce la frecuencia de migrañas

Las migrañas pueden ser muy difíciles de tratar, especialmente si ocurren con frecuencia. Afortunadamente, este es un beneficio que ofrece el veganismo. Seguir esta dieta puede ayudar a reducir la aparición de migrañas. A menudo, los alimentos son un desencadenante de las migrañas, por lo tanto, si cambias tu dieta a una más saludable, podrías experimentar menos migrañas.

- Protege contra algunas formas de cáncer

Un factor significativo que puede ayudar a reducir el

riesgo de desarrollar cáncer es la dieta. Al igual que con la dieta keto, seguir la dieta vegana significa eliminar los alimentos que comúnmente sirven como alimento para las células cancerosas. Esto es especialmente cierto si optas por alimentos frescos e integrales en lugar de alimentos procesados o envasados que es común encontrar en dietas que incluyen carne y otros productos de origen animal.

- Promueve la pérdida de peso

Esta es una de las razones más populares por las que las personas eligen el estilo de vida vegano: perder peso. Hoy en día, las personas de todo el mundo se centran en perder peso, ya sea por razones de salud o para mejorar su autoestima. Pero para disfrutar de este beneficio, debes seguir la dieta vegana de forma adecuada. El hecho de que comas alimentos de origen vegetal no garantiza que pierdas peso. Por ejemplo, si todo lo que consumes son comidas rápidas veganas y comida chatarra vegana, no esperes perder esos kilos no deseados en un futuro cercano. Si deseas disfrutar de este beneficio, toma decisiones inteligentes a la hora de elegir tus fuentes de alimentos de origen vegetal.

- Ayuda a mejorar el rendimiento deportivo

Aunque el rendimiento atlético requiere una ingesta adecuada de proteínas, la dieta vegana también puede ayudar a mejorar tu rendimiento deportivo. Seguir una dieta vegana rica en nutrientes te permite ser más fuerte y saludable para facilitar un rendimiento óptimo en los deportes. Esta es la razón por la que cada vez más atletas toman la decisión de ser veganos: los hace sentir mejor y tener un mejor rendimiento.

- Ayuda a reducir el dolor artrítico

Algunos estudios han demostrado que esta dieta también tiene un impacto positivo en las personas que sufren diferentes tipos de artritis. Seguir esta dieta puede reducir el dolor y la hinchazón causados por la enfermedad, lo que a su vez permite una mejor movilidad y funcionamiento general de las áreas afectadas.

- Ayuda a equilibrar las hormonas

Hay ciertas hormonas en el cuerpo que pueden causar efectos adversos cuando sus niveles se vuelven demasiado altos. Un ejemplo es el estrógeno, que puede contribuir al desarrollo del cáncer de mama, y la producción de esta hormona puede aumentar debido al consumo de grasas animales. Debido a que la dieta vegana promueve el consumo de alimentos integrales y ricos en nutrientes, puede ayudar a equilibrar las hormonas del cuerpo para asegurar un funcionamiento óptimo en todo momento.

- Hará que vivas más

Por último, el veganismo también puede permitirte disfrutar de una vida más saludable y más larga en comparación con aquellos que consumen mucha carne. Como con todos los demás beneficios, éste proviene de la naturaleza de la dieta y de los tipos de alimentos que consumirás mientras la sigues.

Cómo superar los desafíos como vegano

Hoy en día, existe una tendencia creciente a dietas basadas en vegetales como la dieta vegana. Aunque ahora es más fácil ser vegano de lo que lo era en el pasado, no significa que ser vegano no tenga sus propios desafíos. Más allá de que esta dieta es significativamente diferente de la dieta tradicional que incluye mucha carne, lácteos, huevos y más, puedes encontrar otros problemas en tu camino hacia el veganismo. Veamos los problemas más comunes y cómo ayudarte a superarlos:

1. Comer fuera

Aunque no parezca tan importante al principio, descubrirás que ser vegano y salir a cenar con frecuencia puede ser un gran reto. Por un lado, no todos los restaurantes ofrecen opciones veganas. Si las personas con las que cenas no saben que eres vegano, elegirán cualquier restaurante para cenar, y tú tendrás un dilema.

¿Rompes tu dieta "sólo esta vez" u ordenas una ensalada para seguir con tu dieta nueva?

Para la primera opción, ceder "sólo esta vez" puede convertirse fácilmente en un hábito. Pronto te darás cuenta de que has estado rompiendo tu dieta con frecuencia sin siquiera notarlo. Para la segunda opción, ordenar algo que no te satisfaga probablemente hará que no te sientas feliz. Además, no decirle a la gente con la que cenas que eres vegano llevaría a que este tipo de situación ocurra a menudo.

Por otro lado, si le cuentas a tus amigos acerca de tu dieta nueva, ellos podrían reaccionar de diferentes maneras. Si tus amigos tienen una mente abierta, aceptarán tu elección de estilo de vida y harán todo lo posible para adaptarse. Esta es una gran noticia porque podrás cenar en restaurantes que ofrecen opciones veganas. Pero ¿qué pasa si tus amigos no están muy contentos con que te hayas vuelto vegano? En tal caso, es posible que notes que las invitaciones a cenar son cada vez menos frecuentes. Es una triste realidad que algunos veganos tienen que enfrentar.

Si no quieres vivir esta situación, lo mejor es asegurarles a tus amigos que no hablarás del veganismo en toda la noche ni los obligarás a volverse veganos. Además, puedes ser más proactivo a la hora de decidir a qué restaurante ir. Investiga y descubre qué establecimientos ofrecen platos veganos en tu área. A continuación, puedes hacer sugerencias para cenar en esos establecimientos de vez en cuando. O si tus amigos quieren cenar en un lugar que no sea completamente vegano, puedes consultar el menú de antemano para ver qué opciones tienes. Lo más probable es que haya algún plato que se ajuste a tu dieta. Revisar el menú hace que sea más fácil decidir si puedes unirte a tus amigos o si sería mejor hacerlo en otro momento para no tener que lidiar con una situación incómoda.

2. Asistir a fiestas y otros eventos sociales

Otra situación desafiante y común es asistir a fiestas no veganas siendo vegano. Cuando se difunde la noticia de que eres vegano, algunas personas pueden preocuparse por invitarte. La buena noticia es que es un problema bastante fácil de superar. Primero, asegúrate de que tu familia, amigos y conocidos no hagan cambios en sus planes sólo para adaptarse a tu dieta nueva. Diles que estás de acuerdo con asistir a fiestas con personas que no son veganas.

Incluso puedes ofrecer llevar un plato vegano para compartir con todos. La clave es abordar la situación de la manera más abierta y positiva posible. Así, las personas que te rodean no se sentirán intimidadas por tu estilo de vida y no dudarán en enviarte una invitación cuando planeen fiestas.

3. Viajar

Viajar es otra situación desafiante, especialmente al principio. Cuanto más viajes y más tiempo practiques el veganismo, más te acostumbrarás a viajar como vegano. Sin embargo, las primeras veces puedes sentirte tentado de romper tu dieta, al menos lo que dure el viaje.

Esta tentación no se deberá sólo al hecho de que los lugares nuevos ofrecen platos nuevos y emocionantes que te gustaría probar. También influirá el hecho de que viajas a un lugar nuevo del que no sabes nada. Entonces, ¿cómo se supera este problema?

Con investigación. Antes de viajar, investiga sobre el lugar al que viajarás. Conéctate a internet y busca restaurantes, tiendas y establecimientos veganos en el área. Es probable que encuentres un buen número de lugares que ofrezcan comida vegana. Además, es posible que consideres envasar alimentos veganos, especialmente bocadillos, para el viaje. De esa manera, incluso si acabas en un lugar que no tiene muchas opciones de comida vegana, no pasarás hambre.

4. Falta de aceptación por parte de familiares y amigos

Este es un tema que puede ser muy difícil de tratar. Desafiante, pero no imposible. Si vienes de una familia de consumidores de carne y de repente decides volverte vegano, los que te rodean no entenderán por qué tomaste esa decisión. Pueden hacerte muchas preguntas, ridiculizarte y, en general, hacerte sentir mal por tu decisión.

No te rindas y tampoco empieces una pelea con ellos. Volverte vegano no significa destruir relaciones. En cambio, dales algo de tiempo para procesar tu decisión.

Después de un tiempo, puedes retomar el tema. Explica tu razón para convertirte en vegano de una manera positiva. Además, diles que no esperas que ellos se vuelvan veganos, ni que hagan cambios en sus vidas sólo para complacerte. Diles que esta es tu decisión y tu cambio, lo que significa que ellos no tienen que cambiar nada en su vida para adaptarse a ti.

Para evitar conflictos, trata de ser lo más positivo y tolerante posible. No te sorprendas si reaccionan de manera negativa y prepárate para ello. Demuéstrales que entiendes su posición, que aceptas sus opiniones y que los respetas por lo que son. Esperamos que esto cambie su actitud hacia ti y también hacia el veganismo, sobre todo cuando vean cómo tu estilo de vida nuevo te beneficia de muchas maneras.

5. Explica tu decisión de estilo de vida sin ofender a los demás

Para las personas que no son veganas, no hay nada peor que escuchar a los veganos hablar sobre cómo el estilo de vida vegano es más saludable y mucho más ético que el de ellos. Escuchar a los veganos hablar y hablar sobre por qué el veganismo es la mejor dieta que existe puede ser bastante ofensivo, especialmente si ya tienen una percepción negativa sobre el veganismo y los veganos.

¿Has oído alguna vez la expresión "menos palabras, menos errores"? Esta expresión se aplica perfectamente a esta situación. No hay necesidad de predicar el veganismo a menos que alguien te pregunte al respecto. Si uno de tus amigos o familiares te pregunta sobre tu experiencia como vegano, entonces puedes compartir tu historia de una manera simple y positiva. Si te hacen más preguntas o parecen estar genuinamente interesados en el veganismo, entonces puedes continuar compartiendo información. Pero en verdad no es una buena idea hablar del tema, especialmente en reuniones y otros eventos sociales donde la mayoría de los invitados no son veganos.

Cuando expliques de qué trata el veganismo a otros, trata de no hacerlos sentir culpables por sus propias dietas o estilos de vida. Hacer esto hace que los otros adopten una actitud defensiva que podría hacerlos sentir aún más rechazo hacia el veganismo. En cambio, habla de tu recorrido personal y de cómo el veganismo te hace sentir bien contigo mismo. Incluso puedes compartir algunos de los desafíos que has enfrentado y cómo superarlos. Esto hace que tu recorrido sea más realista y próximo en comparación con hablar sobre el veganismo con personas que no tienen los mismos puntos de vista y opiniones.

Capítulo 3: ¿Pueden también los veganos seguir la dieta keto?

En esta época, cada vez más gente se vuelve vegana para perder peso. Por supuesto, también existe un buen número de veganos que han elegido este estilo de vida por su ética y creencias. Sin embargo, esta no es la única dieta de moda, hay muchas más. Por ello, los veganos que han elegido este estilo de vida por sus beneficios para la salud están empezando a buscar maneras de mejorar aún más sus dietas. Así es como comenzó la dieta keto-vegana. Es una variación de la dieta cetogénica que empieza a llamar mucho la atención de los entusiastas de la salud en todo el mundo.

Como se mencionó anteriormente, el objetivo principal de la dieta cetogénica es forzar al cuerpo a cambiar su fuente primaria de combustible. Seguir la dieta cetogénica hace que el cuerpo empiece a quemar grasa en lugar de glucosa. Desde que la dieta keto se hizo popular, más y más personas, especialmente veganas, se preguntan si está bien seguir la dieta keto.

La respuesta simple a esto es: sí, los veganos también pueden seguir la dieta cetogénica. De hecho, combinar su estilo de vida vegano actual con la dieta keto puede mejorar los beneficios para la salud que ya están experimentando, sobre todo en términos de pérdida de peso.

Algunos veganos se preguntan por qué no están perdiendo peso a pesar de haber seguido el veganismo durante una cantidad significativa de tiempo. La razón principal es que, aunque esta dieta se centra en comer principalmente verduras y frutas, tiende a ser más deficiente en grasas y alta carbohidratos en comparación con otras dietas. Desafortunadamente, consumir muchos carbohidratos puede llevar a un aumento de peso o puede que no te ayude a perder peso tan rápido como esperabas. Por lo tanto, si realmente quieres perder peso con la dieta vegana, debes ser inteligente a la hora de elegir los tipos correctos de frutas y vegetales para comer.

O también puedes combinar el veganismo con la dieta

keto para alcanzar tus metas de pérdida de peso mucho más rápido.

Aunque los veganos también pueden seguir la dieta cetogénica, es mejor que aprendas todo lo que puedas antes de comenzar esta combinación beneficiosa. Piénsalo: ¿tomaste la decisión de convertirte en vegano y empezaste a seguir la dieta al día siguiente?

Probablemente no.

Primero debes haber aprendido más sobre la dieta vegana, cómo funciona, qué implica y cómo seguirla correctamente. Después de aprender todo esto, llega el momento de empezar la dieta. Lo mismo se aplica a la dieta keto-vegana. Primero aprende todo lo que puedas al respecto, haz un plan y comienza a seguirlo. Afortunadamente, tienes este libro para guiarte. Ahora que has aprendido más sobre las dietas cetogénica y vegana, es momento de aprender más sobre cómo funcionan estas dietas en conjunto.

La primera vez que intentes pensar en estas dos dietas, es posible que no veas cómo funcionarían juntas. Después de todo, la dieta keto se centra más en alimentos ricos en grasas como el tocino, los huevos, el queso y otros. Pero en la dieta vegana, la concentración está en los alimentos de origen vegetal. Entonces, ¿cómo funciona la combinación? Vamos a averiguarlo...

Keto-veganismo, una combinación ganadora

La dieta keto-vegana no sólo es posible, sino que ya existe y cada vez más personas la practican en todo el mundo. Esto significa que, como vegano, puedes comenzar a seguir la dieta keto. O como seguidor de la dieta cetogénica, también puedes combinarla con la dieta vegana. Si no sigues ninguna de estas dietas, tienes la opción de comenzar a seguir ambas de manera simultánea.

Aunque es posible, la dieta keto-vegana viene con algunos desafíos únicos. Uno de los retos principales que enfrentan las personas a la hora de hacer esta dieta es lo restrictiva que puede ser. La dieta keto restringe el azúcar en todas sus formas, junto con los alimentos que contienen cantidades altas de carbohidratos, mientras que la dieta vegana restringe la carne y todos los productos derivados de animales. Esto significa que tendrías que sobrevivir con una lista muy específica de alimentos que se adapten a las dos dietas. Aunque pueda parecer un problema para muchas personas, no tiene por qué serlo.

¿Por qué?

Porque a pesar de todos los tipos de alimentos que debes eliminar de tu dieta, todavía hay una amplia gama de alimentos que puedes elegir. En lugar de pensar en la dieta keto-vegana como una dieta restrictiva, puedes pensar en ella como una dieta baja en carbohidratos basada en vegetales que te ayudará a lograr tus objetivos de salud y pérdida de peso.

Sea que hayas elegido ser vegano por razones éticas o de salud, cuando consideres la forma en que la industria alimenticia cría los animales hoy en día, te darás cuenta de que existen muchas buenas razones para empezar a cambiar tu enfoque hacia las grasas de origen vegetal. Seguir una dieta basada en vegetales te permite consumir más antioxidantes, vitaminas y minerales cada día, lo que a su vez proporciona efectos antiinflamatorios para tu cuerpo. Además, comer menos proteína de origen animal puede ayudar a retardar el crecimiento del cáncer.

Ya hemos repasado los diferentes beneficios de las dietas cetogénica y vegana por separado. Pero puedes haber notado que las dos dietas comparten beneficios similares. Por lo tanto, tiene sentido que cuando combinas estas dietas, mejoren los beneficios que proporcionan.

El objetivo más importante del veganismo es eliminar los animales y los subproductos animales de tu dieta, para luego reemplazarlos con fuentes vegetales. Pero para perder peso y disfrutar de todos los demás beneficios de esta dieta, debes poder elegir los tipos adecuados de alimentos para comer. Considera esto: si te vuelves vegano pero lo único que comes son alimentos veganos procesados, comida rápida vegana, postres veganos y comida chatarra vegana, es muy poco probable que experimentes todos los beneficios de esta dieta.

Aquí es donde entra la dieta Keto. Incorporar la dieta cetogénica a tu dieta vegana existente significa que eliminar los alimentos poco saludables de tu dieta, específicamente los azúcares y los carbohidratos simples. Hacer esto tendrá un efecto enorme en tu salud y tu cintura. Eliminar estos alimentos forzará a tu cuerpo a entrar en cetosis, convirtiéndose así en una máquina eficiente para quemar grasa.

La dieta keto-vegana es considerada una combinación ganadora porque funciona en ambos sentidos. Si comienzas con la dieta keto, podrías correr el riesgo de comer cantidades excesivas de grasas, grasas malas, si te concentras en carnes procesadas, grasas trans y otras opciones poco saludables. Pero combina todo esto con la dieta vegana y podrás disfrutar de los beneficios de las dos dietas al mismo tiempo.

Los beneficios de volverse keto-vegano

Cualquiera que siga la dieta keto-vegana tiene sus propios objetivos de salud en mente. Tú también puedes tener tus razones para elegir esta combinación de dietas y ahora que sabes más al respecto, puedes sentirte más decidido a comenzar. Para animarte aún más, estos son los beneficios que la dieta keto-vegana le brinda a tu salud:

- Mantener un peso saludable

La mayoría de las personas que han comenzado la dieta keto lo han hecho con el fin de perder peso. Una de las mayores dificultades que enfrentan las personas que hacen dieta es alcanzar sus metas y mantener un peso saludable. Al combinar la dieta keto con el veganismo, te enfocarás en comer grandes cantidades de grasas vegetales, cantidades moderadas de proteínas vegetales y cantidades mínimas de carbohidratos vegetales.

Dado que todo lo que comas tendrá una base vegetal, podrás perder peso mucho más rápido. Esto es especialmente beneficioso si tienes sobrepeso o eres obeso. A medida que tu cuerpo entre en cetosis, comenzarás a quemar tus reservas de grasa, lo que te ayudará a alcanzar más rápido tu peso deseado. Y lo mejor es que podrás mantener un peso saludable siempre y cuando continúes con esta combinación de dietas.

- Combatir o prevenir la diabetes

La dieta keto-vegana minimiza la ingesta de carbohidratos al tiempo que elimina el azúcar, los dos tipos de alimentos que causan diabetes. Por lo tanto, esta dieta puede ayudarte a combatir, o incluso prevenir, el desarrollo de la diabetes. Si ya padeces diabetes, la dieta ayuda a reducir tus niveles de azúcar en sangre, permitiéndote controlar tu condición de manera más efectiva.

Con el tiempo, es posible que puedas reducir tus dosis de insulina o incluso eliminar completamente los medicamentos, según la gravedad de tu afección. Una cosa a tener en cuenta si padeces esta afección es la consulta regular con tu médico. Esto le permite a tu médico controlar tu condición y determinar cómo la dieta te afecta. Además, tu médico es la persona indicada para recomendar la reducción de la dosis de tus medicamentos o la eliminación completa de los mismos.

● Tener más energía

Cuando tu cuerpo quema carbohidratos para obtener energía, te da energía a ti por un tiempo, pero finalmente se agota. Por otro lado, si tu cuerpo quema grasas para obtener energía -que es lo que sucederá con la dieta keto-vegana-, la energía que obtenga durará más tiempo. Esto significa que te dará más energía y una provisión constante, en lugar de picos de energía que no duran mucho tiempo.

● Reducir el riesgo de enfermedades cardíacas

Una de las principales causas de muerte en todo el mundo es la enfermedad cardíaca, que puede ser causada por diferentes factores. En una dieta keto-vegana, consumirás muchas grasas saludables que son buenas para tu corazón. Esta dieta reduce las moléculas de grasa que circulan en el torrente sanguíneo que pueden causar enfermedades cardíacas. Además, el consumo de carbohidratos en exceso provoca un aumento de los triglicéridos que, con el tiempo, puede conducir a enfermedades cardíacas. Debido a que la dieta keto-vegana es baja en carbohidratos, no tienes que preocuparte por este problema.

- Mejorar la salud general de tu cerebro

La dieta keto-vegana también ayuda a mejorar la cognición mental. A su vez, ayuda a mejorar la concentración, así como las habilidades de pensamiento crítico. Seguir esta combinación de dietas conserva la salud y la agudeza de tu cerebro. La dieta keto-vegana es una dieta equilibrada baja en carbohidratos, alta en grasas buenas y moderada en proteínas vegetales. La naturaleza de esta dieta ayuda a prevenir la acumulación de proteína beta amiloide, un tipo de proteína que dificulta el flujo de señales cerebrales. Este beneficio ayuda a reducir el riesgo de desarrollar Alzheimer, Parkinson y otras enfermedades neurodegenerativas.

- Combatir algunos tipos de cáncer

Por desgracia, no hay cura para el cáncer. Lo mejor que puedes hacer es tratar de evitar que se desarrolle. Afortunadamente, la dieta keto-vegana hace precisamente eso: ayuda a mantener las funciones metabólicas óptimas en el cuerpo para combatir algunos tipos de cáncer. Diferentes estudios han demostrado que las células cancerosas aman la carne y el azúcar. Dado que eliminarás estos alimentos de tu dieta, también reducirás el riesgo de desarrollar esta condición mortal. Esta dieta también protege tu cuerpo minimizando tu consumo de carbohidratos y reemplazándolo con grasas saludables. Hacer esto priva de hambre a las células cancerosas que no podrán prosperar, crecer o reproducirse.

- Ayudar a mejorar la salud de los ojos

Existen muchas enfermedades progresivas relacionadas con los ojos que pueden causar visión deficiente o ceguera. Pero con la dieta keto-vegana, puedes mejorar la salud de tus ojos y prevenir tales enfermedades. Esta dieta mejora la salud de las células de la retina y también previene la degeneración de las células. Si ya padeces afecciones como glaucoma o cataratas, esta dieta puede ralentizar o impedir que la condición empeore.

● Mejorar la salud intestinal

Esta dieta promueve un microbioma intestinal saludable y diverso. Esto es esencial porque cuando tienes muchas bacterias buenas y saludables, tu cuerpo es capaz de absorber los nutrientes y las grasas de manera más efectiva y a un ritmo más rápido. Las bacterias buenas ayudan a mantener la salud del revestimiento intestinal que, a su vez, ayuda a descomponer los alimentos y estimula la absorción de nutrientes. También hay tipos específicos de bacterias intestinales que ayudan a proporcionar vitamina K y vitamina B12 que ayudan a regular los minerales en el cuerpo. La dieta keto-vegana también promueve un metabolismo saludable, lo que conduce a la prevención de enfermedades y al control del aumento de peso.

● Estabilizar tus niveles hormonales

Tus hormonas son los mensajeros químicos de tu cuerpo. Por lo tanto, si se produce algún desequilibrio hormonal dentro de tu cuerpo, podrías sufrir resultados caóticos y perjudiciales. La buena noticia es que la cetosis tiene un efecto positivo sobre tus niveles hormonales. Cuando alcanzas un estado de cetosis, se reducen tus niveles de insulina. Los niveles de leptina también bajan, y esto causa una reducción en tu apetito y antojos. En las mujeres, la dieta keto-vegana mejora la función de la glándula pituitaria. También regula la producción de progesterona y la función de la glándula tiroides.

- Tener una piel más sana y libre de acné

Este beneficio proviene de la reducción de carbohidratos y productos lácteos en el cuerpo. Estos alimentos pueden causar inflamación, una de las causas más comunes de acné. Consumir mucha azúcar también puede causar brotes y casos graves de acné. Mientras que los carbohidratos y el azúcar tienen efectos adversos en la piel, las grasas buenas previenen el acné inflamatorio y tienen un efecto calmante sobre la piel seca. Este es otro de los beneficios que puedes esperar una vez que empieces a seguir la dieta keto-vegana.

● Mejorar el sueño

La dieta keto-vegana también mejora la calidad de tu sueño. Esto es muy importante ya que los procesos de recuperación de tu cuerpo ocurren mientras duermes. Si sigues esta dieta, te proporcionará los niveles de energía que necesitas durante el día y, cuando llegue la noche, te ayudará a conciliar el sueño y dormir durante toda la noche. A medida que reduces la cantidad de carbohidratos que consumes y aumentas la cantidad de grasas saludables, observas un cambio en tus patrones de sueño. Según los investigadores, la dieta keto-vegana tiene un efecto positivo en la producción de adenosina, un tipo de químico cerebral que ayuda a regular el sueño.

Consejos para seguir la combinación de la dieta keto-vegana

Para muchas personas, la dieta keto-vegana puede parecer abrumadora. Esto es especialmente cierto para aquellos que consumen prácticamente cualquier cosa que tienen frente a ellos. Pero para los que tienen más consciencia, como usted y los que siguen la dieta, en realidad no es tan difícil de seguir. El hecho es que, aunque debieras eliminar diferentes tipos de alimentos de su dieta, esto no significa que tengas que comer alimentos poco atractivos, sin sabor o aburridos el resto de tu vida.

Se trata de saber qué tipo de alimentos puedes comer y darte cuenta de que estas opciones no sólo son más saludables, sino que también te proporcionan una amplia gama de sabores nuevos e interesantes a los que probablemente no estés acostumbrado. Como con cualquier dieta o plan de alimentación nuevo, la dieta keto-vegana requerirá un tiempo para acostumbrarse.

Pero mientras aprendas los fundamentos de la dieta y elabores un plan sobre cómo seguirla, no hay razón para no tener éxito en la adopción del estilo de vida keto-vegano.

Aunque la dieta keto-vegana puede parecer difícil, no tiene por qué serlo. La clave es saber qué alimentos eliminar y qué alimentos comer para reemplazarlos. Esto significa que tienes que empezar a saciarte con grasas y proteínas de origen vegetal mientras tratas de mantenerte alejado de las fuentes de origen vegetal con alto contenido de carbohidratos. A continuación, más consejos y estrategias para ayudarte a seguir y mantener esta dieta:

1. La mayor parte de tu ingesta de carbohidratos provendrá de los vegetales, y esto es algo bueno

Volverse keto viene con la tentación de consumir una gran cantidad de alimentos ricos en grasas que no son saludables, como la comida chatarra, la comida procesada, la comida rápida y mucho más. Aunque estos tipos de alimentos pueden contribuir a tu ingesta diaria de grasas, no son los tipos de grasas correctos. Cuando cambias a fuentes de alimentos vegetales, te aseguras de obtener las grasas saludables que te proporcionarán todos los beneficios de esta dieta.

De la misma manera, también debes cambiar tu consumo de carbohidratos y pasar de consumir carbohidratos poco saludables a obtener estos carbohidratos de los vegetales. Lo bueno de obtener la mayor parte de los carbohidratos de los vegetales es que estos vegetales también contienen otros nutrientes esenciales. Aunque en general tendrás que evitar los vegetales (y frutas) con almidón, puedes disfrutar consumiéndolos de vez en cuando para satisfacer tus necesidades diarias de carbohidratos. Sé inteligente a la hora de consumir vegetales que contienen muchos carbohidratos: asegúrate de conocer su contenido de carbohidratos para poder cumplir con la cantidad recomendada cada día.

2. Reconoce la versatilidad del tofu

El tofu se considera un alimento básico en la dieta keto-vegana. Eliminar la carne, el pescado y otras fuentes altas en proteínas puede hacerte sentir hambre. La buena noticia es que puedes usar tofu para reemplazar estos alimentos. El tofu es un excelente sustituto de la carne. Hay diferentes tipos de tofu disponibles y puedes utilizarlos para preparar diferentes platos. Si no eres fanático del tofu, otros buenos sustitutos de la carne son el tempeh y el seitán.

3. Quizá no tengas mucha variedad... a menos que hagas un esfuerzo.

Es posible que te desesperes la primera vez que pienses en los alimentos que debes eliminar conn la dieta keto-vegana. Imagina: tendrías que eliminar por completo los lácteos, los huevos, la carne, los granos e incluso las frutas y verduras con alto contenido de carbohidratos. Después de eliminar todo esto, puede parecer que no queda mucho... ¿cierto?

No es cierto.

La clave es hacer un esfuerzo para encontrar qué tipo de alimentos puedes comer. No te concentres sólo en los alimentos que debes limitar, evitar o eliminar. En cambio, concéntrate en los alimentos que se recomiendan en la dieta keto-vegana. En el próximo capítulo, descubrirás una lista completa de estos alimentos. Después de leer la lista, te darás cuenta de que hay muchas opciones para elegir. Con todas estas opciones disponibles, todo lo que tienes que hacer es mezclar las cosas, buscar recetas keto-veganas y empezar a disfrutar más de esta dieta nueva.

4. ¡A limpiar y abastecer tu despensa!

Es en extremo difícil comenzar una dieta nueva cuando tu casa está llena de alimentos que no tienes permitido comer. Después de unos días, podrías terminar cediendo a la tentación y consumiendo los filetes que están en tu refrigerador. Si quieres tener éxito, debes prepararse para ello. Antes de comenzar tu dieta keto-vegana, debes limpiar la despensa, la cocina y el refrigerador. Deshaztee de todos los alimentos que no encajan en tu dieta nueva. No tienes que tirar nada, puedes consumirlos (si no son muchos) o regalárselos a tus amigos y familiares. Si optas por la segunda opción, asegúrate de que los alimentos que regalarás no hayan vencido.

Después de limpiar, es posible que desees visitar

supermercados locales, mercados de agricultores y tiendas de alimentos. Revisa los alimentos disponibles que puedes comer en la dieta keto-vegana. Mientras aprendes, puedes imprimir una lista de todos los alimentos que puedes comer. Luego lleva esa lista contigo cuando vayas a comprar comida. Y toma nota de las tiendas que ofrecen estos alimentos para saber a dónde ir cuando llegue el momento de reabastecer tu despensa.

5.   Intenta planificar tus comidas

Una de las razones más comunes por las que las personas fracasan cuando comienzan dietas nuevas es porque están demasiado ocupadas. Por lo tanto, terminan eligiendo las opciones más convenientes: alimentos preenvasados, preparados y procesados. Desafortunadamente, debido a que la dieta keto-vegana es relativamente nueva, son muy pocas las posibilidades de que encuentres opciones de alimentos que sean tanto saludables como adecuados para esta dieta.

Para superar este problema, es posible que consideres planificar tus comidas. Esto implica establecer uno o dos días por semana para planear, preparar y cocinar tus comidas para toda la semana. Por ejemplo, si trabajas de lunes a viernes, puede establecer tu día de planificación y comprar el sábado mientras preparas y cocinas todas las comidas de la semana el domingo. La planificación de las comidas puede tomar algún tiempo , pero una vez que te acostumbres, descubrirás que ahorras mucho tiempo y dinero, y también te ayuda a seguir con tu dieta. Cuando prepares tus propias comidas , no tendrás excusas para optar por esas opciones poco saludables pero muy convenientes que te harán desviarte de tu estilo de vida keto-vegano.

6. Cuando se trate de aceites grasos, elige sabiamente

La mitad de la dieta keto-vegana consiste en consumir grandes cantidades de grasa, por eso debes elegir sabiamente las grasas y las fuentes de grasa, especialmente los aceites grasos. Sea que uses los aceites para cocinar o para agregar a tus comidas, los mejores tipos son el aceite MCT, el aceite de coco y el aceite de aguacate. Entre estos aceites, el aceite de coco es el más recomendado porque, según una investigación nueva, puede ayudar a mantener la cetosis durante más tiempo y también se dirige a la grasa del vientre a la hora de quemar grasa.

7. No hagas muchas cosas demasiado rápido.

Si es la primera vez que haces dieta, es posible que desees avanzar gradualmente. Recuerda: la dieta keto-vegana es bastante restrictiva. Si eliminas varias categorías de alimentos de inmediato, podrías terminar teniendo problemas. Esto es especialmente cierto si las categorías incluyen tus comidas favoritas. Si quieres aumentar tus posibilidades de éxito, debes tomar las cosas con calma. Es posible que desees comenzar con cualquiera de las dos dietas e incorporar gradualmente la otra. Si deseas comenzar la dieta keto-vegana de inmediato, elimina las categorías de alimentos una por una. De esta manera, ya estarás haciendo un esfuerzo y no causarás demasiado estrés a tu cuerpo y a tu mente.

8. Asegúrate de no generar una deficiencia de nutrientes

Un problema común que enfrentan las personas que hacen dieta es el desarrollo de deficiencias de nutrientes.

Es un problema común en las dietas que eliminan ciertos grupos de alimentos. Habla con tu médico sobre esta dieta que planeas comenzar. Hazlo aun cuando tu salud esté en perfecto estado. Habla con tu médico acerca de la posibilidad de desarrollar deficiencias nutricionales y pregúntale si necesitas tomar suplementos vitamínicos para evitar este problema. Aunque si sabes cómo equilibrar tu dieta y elegir los alimentos adecuados, es posible que no tengas que preocuparte por este tema. Por eso es importante aprender sobre la dieta, para saber exactamente cómo seguirla sin comprometer tu salud.

9.   Aprende a personalizar tu dieta keto-vegana

Recuerda que en la dieta keto-vegana no hay un plan único para todos los casos. No creas en las páginas web y recursos en línea que afirman que tienen el "plan perfecto" para ti. Si realmente quieres seguir esta dieta, debes personalizarla de acuerdo a tus necesidades y preferencias. No tiene sentido seguir un plan dietario cuando no te gustan la mitad de las comidas o recetas sugeridas. Eres la persona indicada para crear tu propio plan de dieta keto-vegana. Al principio, es posible que tengas que experimentar con diferentes alimentos, platos y recetas. Cuanto más tiempo sigas la dieta, más descubrirás qué te gusta y qué no te gusta. No tengas miedo a la flexibilidad. Cambia las cosas de vez en cuando. Personalizar tu plan dietario te permite controlar tus elecciones de alimentos. Esto te ayudará a sentirte más motivado para seguir con la dieta a largo plazo.

10. Después de algún tiempo, considera probar la dieta keto-vegana cruda

Después de seguir la dieta keto-vegana con éxito durante algún tiempo, es posible que te interese ahondar en los beneficios para tu salud. Para lograrlo, considera la versión cruda de la dieta keto-vegana. Cambiar a esta versión no es difícil, todo lo que tienes que hacer es consumir semillas, nueces y vegetales crudos en lugar de cocinarlos. No tienes que hacer sí o sí, sólo es una sugerencia para aquellos que quieren hacer las cosas más fáciles y saludables. Pero si estás contento con la forma en que funciona la dieta keto-vegana "normal" , entonces puedes continuar siguiéndola.

Capítulo 4: Recetas keto-veganas

Una vez que hayas comenzado tu recorrido keto-vegano, es posible que sientas que todo está fuera de tu alcance. Esto es especialmente cierto si vienes de ser un no-vegano que amaba los carbohidratos. Aunque la dieta keto-vegana es bastante restrictiva, puedes disfrutar de una buena comida mientras la sigues. Siempre y cuando sepas qué comer y dónde encontrar esos alimentos, no tendrás que sentir lástima por ti mismo todo el tiempo. De hecho, hay muchos alimentos para elegir y una variedad de platos que puedes preparar que son saludables y le harán cosquillas a tus papilas gustativas de maneras nuevas y sorprendentes.

¿Qué tipos de alimentos keto pueden comer los veganos?

Hay ciertos tipos de alimentos que debes comer mientras sigues la dieta keto. De la misma manera, hay ciertos tipos de alimentos que debes comer mientras sigues la dieta vegana. Cuando combinas estas dos dietas, hay ciertas cosas que debes comer mientras sigues la dieta keto-vegana. Dado que combinarás dos dietas que tienen cierto grado de restricción, es posible que tengas que planificar para seguir con éxito esta combinación. Te recordamos algunas reglas básicas:

- No debes consumir ningún producto de origen animal.
- Aumenta tu consumo de alimentos ricos en grasa, vegetales bajos en carbohidratos y vegetales de hojas verdes.
- Limita tu consumo de carbohidratos y azúcar.

- Obtén proteínas de fuentes vegetales.

- Evita los alimentos procesados.

Existen diferentes maneras de comenzar a seguir la dieta keto-vegana. Las formas más fáciles son empezar por ser vegano o keto y luego incorporar gradualmente la otra dieta. Pero también tienes la opción de iniciar un recorrido de dieta keto-vegana de inmediato, aunque será mucho más desafiante. Una de las principales preocupaciones al seguir esta dieta es de dónde obtener las proteínas. Aunque la dieta keto es una dieta alta en grasas y baja en carbohidratos, también debes consumir cantidades moderadas de proteínas para mantenerte saludable y fuerte. Te ayudamos con algunas de las mejores fuentes de proteínas vegetales para añadir a tu dieta:

- Nueces de Macadamia y almendras

A pesar de que los frutos secos son saludables, no todos los tipos son adecuados para tu dieta keto-vegana. Esto se debe principalmente a que varios tipos son altos en carbohidratos y es muy fácil pasarse de la raya al comerlos como bocadillos o al añadirlos a nuestros platos. Si quieres seguir comiendo frutos secos, mejor escoge nueces de macadamia y almendras.

- Sustitutos de la carne

Existen algunas opciones de sustitutos de la carne bajos en carbohidratos que puedes consumir como parte de tu dieta keto-vegana. Son opciones sabrosas, versátiles y prácticas. Buenos ejemplos son el tofu, el tempeh y el seitán.

- Levadura nutricional

Es un tipo de condimento que se utiliza principalmente como alternativa; por lo general, se utiliza para reemplazar el queso parmesano. La levadura nutricional tiene sabor intenso a queso, lo que la convierte en una excelente adición para los platos salados. Es baja en carbohidratos, alta en proteínas, y su versatilidad la hace muy popular.

- Proteínas en polvo

Agregar proteínas en polvo a tu dieta es una buena manera de consumir proteína suficiente todos los días. Sólo asegúrate de que los polvos que elijas sean compatibles con la dieta keto. Revisa la etiqueta (o las especificaciones del producto si haces un pedido en línea) para asegurarte de que se ajuste a tu dieta nueva.

● Espinacas

Por sorprendente que parezca, estas hojas verdes contienen buenas cantidades de proteínas, especialmente si las comparas con otras hojas verdes. Puedes agregar espinacas a tus platos y hacer que las espinacas crudas sean el componente principal de tus ensaladas. Además de las proteínas, la espinaca también contiene otros nutrientes esenciales sin carbohidratos.

Para los keto-veganos, los objetivos principales son consumir muchas grasas vegetales, cantidades moderadas de proteínas vegetales y un mínimo de carbohidratos. Para guiarte, repasaremos una lista de alimentos que puedes comer mientras sigues esta dieta. Al principio, es posible que debas tener esta lista en tu cocina como referencia. Con el tiempo, te familiarizarás con los tipos de alimentos que puedes comer y eso facilitará que sigas con la dieta. He aquí un vistazo rápido a los alimentos que puedes consumir en la dieta keto-vegana:

- Condimentos y salsas

Chile o salsa picante, mostaza, hummus, salsa, salsa de soya o tamari, vinagre y salsa de tomate.

- Frutas

Aguacates, cocos, moras azules, limones, arándanos, aceitunas, limas, fresas, frambuesas, sandía y tomates.

- Frutos secos y semillas

Almendras, semillas de chía, nueces de Brasil o castañas de pará, semillas de cáñamo, avellanas, semillas de calabaza, nueces de macadamia, semillas de girasol, pacanas, piñones, cacahuetes y nueces.

- Mantequilla de frutos secos y mantequilla de semillas

Mantequilla de almendras, mantequilla de avellana, mantequilla de coco o maná de coco, mantequilla de maní, mantequilla de nuez de macadamia, mantequilla de semillas de girasol, mantequilla de nueces y mantequilla de tahini.

- Aceites saludables

Aceite de almendras, mantequilla de cacao, aceite de aguacate, aceite de linaza, aceite de coco, aceite de macadamia, aceite de avellana, aceite de oliva y aceite MCT.

- Elementos básicos del refrigerador

Vinagre de sidra de manzana, queso (sin leche), yogur (sin leche), microvegetales, encurtidos, seitán, chucrut, tempeh, todo tipo de brotes y tofu.

- Elementos básicos de la despensa

Harina de almendras, polvo de hornear, corazones de alcachofa, harina de coco, bicarbonato de sodio, cacao o cacao en polvo, leche de coco (entera), glucomanano en polvo, chocolate amargo, jaca (enlatado), corazones de palma, levadura nutricional, cáscara de psilio y extracto de vainilla (apto para keto-veganos).

- Alimentos básicos

Hierbas y especias, fideos de algas, edamame, alubias lupini, copos de algas, hojas de nori, fideos shirataki y algas marinas tostadas.

● Vegetales

Corazones de alcachofa, espárragos, rúcula, remolacha, pimientos, brócoli, bok choy (repollo chino), col, coles de Bruselas, coliflor, zanahorias, apio, berza, acelga, rábano Daikon, pepinos, berenjena, diente de león, hinojo, escarola, ajo, brotes de helecho, jícama, colinabo, col rizada, hongos, todo tipo de lechuga, okra, mostaza, rábanos, cebollas, nabos, ruibarbo, espinacas, chalotes, calabazas de verano, calabazas de invierno, acelga suiza y calabacines.

● Alimentos integrales

Aguacates, aceitunas y cocos.

Como puedes ver, hay muchas opciones para elegir. Entre lo que no debes comer en la dieta keto-vegana están:

- Todos los tipos y formas de azúcar
- Productos de origen animal como carne, aves, pescado, huevos, productos lácteos, etc.
- Gelatina

- Granos como pasta, arroz, trigo y más
- Nueces con alto contenido de carbohidratos como anacardos, castañas, pistachos y más
- Legumbres
- Aceites vegetales refinados
- Vegetales con almidón como papas, ñames y más
- Grasas trans o aceites parcialmente hidrogenados

Puede utilizar todos los alimentos keto-veganos recomendados como ingredientes para diversos platos. Para empezar, echa un vistazo a estas recetas simples, fáciles y saludables que encajan perfectamente en tu estilo de vida nuevo.

Sopa keto de vegetales

Esta sopa está cargada de vegetales saludables y otros ingredientes sabrosos que la hacen perfecta para tu dieta keto-vegana nueva. Es simple, fácil de hacer y te calentará cuando haga frío.

Tiempo: 45 minutos

Porciones: 6

Ingredientes:

- ¾ cucharadita de paprika
- 2 cucharaditas de mezcla de condimentos italianos
- 1 cucharada de aceite de oliva
- 1 cucharada de pasta de tomate
- 1 ¾ tazas de frijoles rojos (lavados y escurridos)
- 1 ¾ tazas de tomates (cortados en cubos)
- 2 tazas de repollo (picado)
- 2 tazas de ramilletes de coliflor
- 4 tazas de caldo vegetal (bajo en sodio)
- pimienta negra (recién molida)
- sal kosher
- perejil (recién picado)
- 1 pimiento (picado)
- 1 calabacín mediano (picado)

- 2 zanahorias (en rodajas finas)
- 2 tallos de apio (en rodajas finas)
- 4 dientes de ajo (picados)
- 1 cebolla mediana (picada)

Instrucciones:

1. Coloca una olla a presión y selecciona "Saltear", agrega el aceite, el ajo y la cebolla, y sazona con pimienta y sal.

2. Revuelve de vez en cuando hasta que la cebolla se ablande. Agrega la pasta de tomate y continúa revolviendo durante aproximadamente un minuto.

3. Agrega el resto de los ingredientes y revuelve bien para integrar.

4. Cierra la olla a presión, ponla en alto y deja que la sopa se cocine durante 12 minutos.

5. Abre la tapa, revuelve la sopa y añade más sal y pimienta según sea necesario.

6. Coloca la sopa en un tazón y decora con perejil antes de servir.

Espagueti de calabaza con tomate y champiñones

Esta es una receta deliciosa que le da un giro saludable a la pasta. Tras eliminar los carbohidratos de tu dieta keto, puedes seguir comiendo pasta simplemente cambiando algunos de los ingredientes.

Tiempo: 40 minutos

Porciones: 4

Ingredientes:

- ¼ de taza de piñones (tostados)
- ⅓ taza de chalotes o cebollas (picadas)
- 1 taza de champiñones (en rodajas)
- 2 tazas de tomates (en cubitos)
- un puñado de albahaca (fresca, picada)
- pimienta negra (recién molida)
- sal kosher
- 2 espaguetis de calabaza (cocida)
- 4 dientes de ajo (picados)
- una pizca de copos de pimiento rojo (opcional)
- queso parmesano (opcional)

Instrucciones:

1. Después de cocinar los espaguetis, deja enfriar. Corta ambas piezas por la mitad, quita todas las semillas, usa un tenedor para triturar y deja a un lado: estos serán tus fideos.

2. Calienta el aceite en una sartén a fuego medio. Agrega los champiñones y las cebollas, cocina mientras revuelves constantemente durante 4 minutos. Agrega el ajo y continúe revolviendo 2 minutos más hasta que esté fragante.

3. Agrega los tomates mientras continúas revolviendo. Luego, agrega los «fideos» de calabaza y mezcla hasta que todos los ingredientes formen una mezcla uniforme.

4. Añade los piñones y la albahaca y sigue mezclando. Sazona con pimienta, sal y los condimentos opcionales antes de servir.

Vegetales asados Masala

Este plato de vegetales condimentados es saludable y extremadamente sabroso. Es una excelente variación baja en carbohidratos del plato tradicional indio, lo que lo hace perfecto para tu dieta nueva.

Tiempo: 30 minutos

Porciones: 4

Ingredientes para los vegetales:

- 1 ¾ tazas de flores de coliflor
- ¾ taza de judías verdes (rebanadas)
- ½ taza de champiñones (en cuartos)

Ingredientes para el masala:

- ¼ cucharadita de garam masala
- ¼ cucharadita de cúrcuma
- ½ cucharadita de chile (molido)
- 2 cucharadas de mantequilla derretida, ghee o aceite de oliva
- 2 cucharadas de jengibre (fresco, picado)
- ½ taza de puré de tomate

- pimienta negra (recién molida)
- sal kosher
- 1 diente de ajo (picado)

Ingredientes para la guarnición:

- cilantro (picado)
- cebolla verde (picada)
- Sriracha

Instrucciones:

1. Precalienta el horno a 400°F o 205° C y engrasa una bandeja.

2. En un recipiente, mezcla el puré de tomate, el jengibre, el ajo, otros ingredientes del masala y la mantequilla derretida. Agrega los vegetales y mezcla hasta cubrir todos los ingredientes de manera uniforme.

3. Pasa los vegetales a la sartén, luego sazona con pimienta y sal.

4. Coloca la bandeja en el horno y deja asar los vegetales 20 minutos. Decora antes de servir.

Champiñones glaseados con vinagre balsámico

Esta es una guarnición sabrosa y saludable con la que puedes acompañar tus comidas principales. Si tienes una olla de cocción lenta, puedes preparar esta receta fácilmente y disfrutarla como quieras.

Tiempo: 2 horas, 15 minutos

Porciones: 4

Ingredientes:

- ¼ cucharadita de pimienta negra
- ½ cucharadita de sal marina
- 1 cucharada de tamari
- 2 cucharadas de vinagre balsámico
- 2 cucharadas de jarabe de arce
- ¼ taza de aceite de oliva
- 4 tazas de hongos (preferiblemente portobello bebés)
- 4 dientes de ajo (finamente cortado en cubos)

Instrucciones:

1. Prepara los hongos cortando cada una de las puntas. Luego utiliza un paño húmedo para limpiarlos.

2. Mezcla todos los ingredientes en la olla de cocción lenta y revuelve bien.

3. Coloca la olla a temperatura alta y cocina aproximadamente 2 horas. Si lo deseas, puedes cocinar los champiñones más tiempo. Sirve caliente o deja enfriar antes de servir.

Batido Verde

Si estás buscando la receta perfecta para un batido keto-vegano, ¡no busques más! Este batido verde te mantendrá energizado porque está repleto de superalimentos que te mantendrán concentrado y saciado durante todo el día.

Tiempo: 5 minutos

Porciones: 1 batido

Ingredientes:

- ½ cucharadita de polvo de matcha
- 1 cucharadita de extracto de vainilla (puro)
- 2 cucharaditas de aceite MCT en polvo
- 1 cucharada de edulcorante keto-vegano
- ½ taza de leche de coco
- ⅔ taza de espinacas
- ⅔ taza de agua
- ½ aguacate mediano
- 5 cubitos de hielo

- ½ cucharadita de polvo de raíz de maca (opcional)
- ½ cucharadita de cúrcuma (opcional)
- ½ cucharada de semillas de chía (opcional)
- 1 cucharada de polvo de colágeno (opcional)
- ¼ taza de proteína en polvo (sabor vainilla, opcional)

Instrucciones:

1. Mezcla todos los ingredientes, incluyendo los ingredientes opcionales de su elección, en una licuadora.
2. Licua para integrar bien. ¡Vierte en un vaso y disfruta!

Buñuelos de coliflor y calabacín

Estos buñuelos fáciles de hacer son crujientes, deliciosos y totalmente libres de carne. Puedes comerlos como un tentempié o como una comida ligera. De cualquier manera, seguro disfrutarás una combinación única de textura y sabor.

Tiempo: 10 minutos

Porciones: 8 buñuelos medianos

Ingredientes:

- ¼ cucharadita de pimienta negra
- ½ cucharadita de sal marina
- ¼ taza de harina adecuada para keto
- 3 tazas de coliflor (picada)
- 2 calabacines medianos

Instrucciones:

1. Usa un procesador de alimentos para rallar los calabacines.
2. Cocina la coliflor al vapor o en agua hirviendo hasta que esté tierna, unos 5

minutos. Añade la coliflor ablandada al procesador de alimentos para que se descomponga en trozos pequeños.

3. Coloca los vegetales rallados en una bolsa de leche de nuez o en un paño de cocina limpio y aplástalos con firmeza para eliminar la humedad.

4. Coloca los vegetales en un bol. Agrega el resto de los ingredientes y revuelve bien para integrar.

5. Da a la mezcla forma de buñuelos medianos y reserva.

6. Calienta el aceite de coco en una sartén y cocina los buñuelos de 2 a 3 minutos por lado. Sirve caliente.

Hongos Portobello rellenos de espinacas al curry

Este es un plato «carnoso» sin carne, que te saciará y satisfará tus papilas gustativas. Por ser sustancioso y saludable, puedes comer este plato como comida principal. ¡Y lo mejor es que es muy fácil de preparar!

Tiempo: 45 minutos

Porciones: 4

Ingredientes para el relleno:

- ½ cucharadita de sal
- 2 cucharaditas de ralladura de limón
- 2 cucharaditas de pasta de curry amarillo
- 1 ½ tazas de leche de coco
- 2 tazas de espinacas (congeladas)

Ingredientes para los hongos:

- ¼ de taza de nueces (de tu elección)
- ¼ taza de aderezo de vinagre para ensalada y mezcla de aceite
- 4 tapas grandes de champiñones Portobello

Instrucciones:

1. Deja que las espinacas se descongelen antes de exprimirlas para secarlas.

2. Calienta una sartén a fuego medio y añade la pasta de curry amarilla junto con un par de cucharadas de leche de coco. Revuelve mientras cocinas hasta que esté fragante.

3. Añade el resto de la leche de coco, la ralladura de limón y las espinacas. Sazona con sal. Revuelve bien para integrar y continúa cocinando hasta que la mezcla tenga una consistencia cremosa y espesa. Deja a un lado para que enfríe.

4. Prepara los champiñones Portobello quitando los tallos y raspando con una cuchara todas las branquias.

5. Frota la mezcla de aderezo para ensaladas sobre la superficie de las tapas de los champiñones y luego colócalas en una sartén con el lado del tallo hacia arriba.

6. Coloca dos cucharaditas de la mezcla de aderezo para ensaladas en cada una de las tapas de los champiñones y cúbrelos bien. Sazona con pimienta y sal, luego cúbrelas y déjalas marinar durante una hora.

7. Calienta la parrilla a fuego alto y coloca las tapas de los hongos con el tallo hacia abajo. Asa durante 5 minutos, voltea y asa otros 5 minutos.

8. Pon la mezcla de curry de espinacas en cada una de las tapas de los champiñones, colócalas en el horno y cocínalas de 3 a 5 minutos.

9. Espolvorea nueces picadas sobre los champiñones antes de servir.

Chili keto-vegano

Nada puede saciarte tanto como un buen tazón de chile. Con esta versión keto-vegana, podrás disfrutar de una comida alta en proteínas y baja en carbohidratos sin sentirte culpable.

Tiempo: 40 minutos

Porciones: 6

Ingredientes para el chile:

- 1 ½ cucharadita de canela (molida)
- 1 ½ cucharadita de pimentón (ahumado)
- 2 cucharaditas de chile en polvo
- 4 cucharaditas de comino (molido)
- 1 cucharada de cacao en polvo (sin azúcar)
- 1 ½ cucharada de pasta de tomate
- 2 cucharadas de aceite de oliva
- ½ taza de leche de coco
- 1 taza de hongos cremini
- 1 taza de nueces (crudas, picadas)

- 1 ¾ tazas de tomates (finamente troceados)
- 2 ½ tazas de sustituto de carne de soya (desmenuzada)
- 3 tazas de agua
- pimienta negra (recién molida)
- sal kosher
- 2 pimientos (finamente troceados)
- 2 dientes de ajo (picados)
- 2 calabacines (finamente cortados en cubitos)
- 5 tallos de apio (finamente troceados)

Ingredientes para servir:

- 2 cucharadas de hojas de cilantro (frescas)
- 2 cucharadas de rábanos (en rodajas)
- 1 aguacate mediano (en rodajas)

Instrucciones:

1. Calienta el aceite en una olla a fuego medio. Añade el apio cortado en dados y cocina unos 4 minutos.

2. Agrega la canela, el comino, el ajo, el pimentón y el chile en polvo y revuelve durante 2 minutos hasta que estén fragantes.

3. Agrega los champiñones, los pimientos y el calabacín y continúe cocinando 5 minutos más.

4. Reduce el fuego y añade los tomates, la pasta de tomate, la leche de coco, el sustituto de carne de soja, el chipotle, el cacao en polvo y las nueces. Cocina a fuego lento de 20 a 25 minutos, hasta que los vegetales se ablanden y la mezcla espese.

5. Sazona con pimienta y sal a gusto.

6. Coloca el chile en tazones, cubre con los ingredientes y sirve mientras esté caliente.

Bibimbap keto-vegano

Los platos asiáticos son siempre muy populares, y por una buena razón. Si te apetece el bibimbap, el famoso plato coreano, entonces por qué no preparar esta versión keto-vegana. Es igual de sabroso, es saludable y no te impedirá alcanzar tus objetivos dietarios.

Tiempo: 25 minutos

Porciones: 2

Ingredientes:

- 1 cucharadita de aceite de sésamo
- 1 cucharada de salsa de soja
- 2 cucharadas de pasta de chile gochujang
- 2 cucharadas de vinagre de arroz
- 2 cucharadas de semillas de sésamo
- ¾ taza de tempeh (en cubos)
- 1 ¼ de taza de coliflor (cruda, molida como arroz)
- ½ pepino (cortado en tiras)
- edulcorante keto (líquido concentrado)

- 1 zanahoria (rallada)
- 1 pimiento pequeño (cortado en tiras)
- 5 flores de brócoli (finamente picadas)

Instrucciones:

1. Mezcla el vinagre y la salsa de soja en un bol. Sumerge en el tempeh picado en cubos y reserva para marinar.

2. Calienta el aceite en una sartén a fuego medio y fríe el tempeh marinado. Después de la cocción, pasa el tempeh a un recipiente.

3. Vuelve a poner la sartén al fuego y añade el brócoli, las zanahorias y los pimientos. Cubre la sartén con una tapa y deja que los vegetales se cocinen dos minutos.

4. En otra sartén, sofríe la coliflor hasta que esté tierna. Después de cocinarla, retira la sartén del fuego.

5. En un tazón, pon el vinagre, el aceite, el edulcorante y la salsa de soya, luego mezcla bien.

6. Coloca la coliflor frita en los platos y

completa con el tempeh, los vegetales cocidos y el pepino crudo.

7. Rocía con salsa y espolvorea con semillas de sésamo antes de servir.

Revuelto de tofu

Esta es una receta alta en proteínas que puedes preparar en media hora. Es el desayuno perfecto para comenzar el día y está cargado de ingredientes sabrosos. A tu familia le gustará tanto como a ti.

Tiempo: 30 minutos

Porciones: 4

Ingredientes para el revuelto de tofu:

- 3 cucharadas de caldo de verduras (bajo en sodio)
- ¾ taza de champiñones (rebanados)
- 3 tazas de hojas verdes (de tu elección, picadas)
- ½ cebolla mediana (cortada en cubos)
- 1 pimiento grande (cortado en cubos)
- 1 bloque de tofu orgánico (extra firme, prensado luego escurrido)

Ingredientes para la salsa de curry:

- ¼ cucharadita de cilantro
- ¼ cucharadita de garam masala
- ¼ cucharadita de sal negra o rosa del Himalaya
- ¼ cucharadita de cúrcuma
- ¼ cucharadita de paprika
- ½ cucharadita de comino
- ½ cucharadita de ajo en polvo
- ½ cucharadita de curry en polvo
- 1 cucharada de agua

Instrucciones:

1. Primero, prensa el tofu para drenar todo su contenido de agua. Hazlo usando una prensa de tofu para que el proceso sea más rápido y eficiente.

2. Después de prensar, corta el tofu en trozos de diferentes tamaños.

3. En un tazón, pon todos los ingredientes de la salsa y mezcla bien. Agrega la salsa al tofu y deja a un lado para que marine.

4. En una sartén, añade el caldo y sofríe las cebollas durante 5 minutos. Agrega los champiñones, los pimientos y los champiñones y continúa cocinando durante 5 minutos más.

5. Añade el tofu marinado y continúa salteando 3 minutos más.

6. Agrega las hojas verdes picadas y tapa la sartén. Cocina durante 5 minutos hasta que las hojas verdes se marchiten. Sirve caliente.

Tofu y tacos de coliflor asada

Estos tacos suculentos están cargados con ingredientes sabrosos y son súper fáciles de preparar. Un mordisco y te harás adicto. Estos tacos son bajos en carbohidratos, satisfacen, y te harán sentir ligero pero satisfecho.

Tiempo: 40 minutos

Porciones: 8 tacos

Ingredientes para los vegetales:

- 1 cucharadita de chile en polvo
- 1 cucharadita de comino
- 1 cucharadita de ajo en polvo
- 1 cucharadita de cebolla en polvo
- 1 cucharadita de pimentón (ahumado)
- 2 tazas de hongos cremini
- pimienta negra (recién molida)
- sal kosher
- aceite de oliva
- 1 coliflor mediana (quitar las flores)
- 2 pimientos medianos (en rodajas)

Ingredientes para el tofu desmenuzado:

- ⅛ cucharadita de pimienta negra
- ¼ cucharadita de sal marina o sal rosa del Himalaya
- 1 cucharadita de comino
- 1 cucharadita de pimentón (ahumado)
- 1 cucharada de chile en polvo
- 1 cucharada de aceite de oliva
- 1 cucharada de pasta de tomate
- 1 cucharada de salsa Worcestershire (vegana)
- 1 bloque de tofu orgánico (extra firme, prensado luego escurrido)
- 1 cebolla roja mediana (cortada en cubos)
- 3 dientes de ajo (picados)

Ingredientes para wraps y coberturas:

- 1 aguacate (en rodajas)
- salsa picante
- hojas de lechuga o tortillas bajas en carbohidratos
- hojas verdes mixtas (rúcula, lechuga, col rizada)

Instrucciones:

1. Primero, prensa el tofu para drenar todo su contenido de agua. Hazlo usando una prensa de tofu para que el proceso sea más rápido y eficiente. Después de presionar, desmenuza el tofu.

2. Precalienta tu horno a 400°F o 205° C y engrasa una bandeja.

3. Coloca una capa de vegetales en la bandeja. Rocía aceite de oliva sobre los vegetales.

4. Agrega todas las especias a los vegetales y mezcla ligeramente hasta que queden cubiertos de manera uniforme.

5. Coloca la bandeja para hornear en el horno y hornea los vegetales durante 30 minutos.

6. Calienta una sartén a fuego medio y saltea la cebolla en aceite de oliva durante 10 minutos.

7. Añade la salsa Worcestershire, la pasta de tomate y el ajo y continúa cocinando 2 minutos más.

8. Agrega el tofu desmenuzado a la sartén junto con el pimentón, el chile en polvo, el comino, la pimienta y la sal. Mezcla todos los ingredientes para integrarlos bien.

9. Reduce el fuego y continúa cocinando 10 minutos más mientras revuelves de vez en cuando.

10. Saca la bandeja del horno, la sartén del fuego y comienza a preparar tus tacos. Cúbrelos con hojas verdes mixtas, aguacate y salsa picante.

Arroz de coliflor a la mexicana

Puedes disfrutar de este "arroz" picante como guarnición o como ingrediente de un burrito. Esta es una receta keto-vegana que incorpora sabores mexicanos auténticos.

Tiempo: 15 minutos

Porciones: 8

Ingredientes:

- 1 cucharada de aceite de oliva
- 2 cucharadas de pimiento serrano (finamente picado)
- 2 cucharadas de pasta de tomate
- ½ taza de cebolla (picada)
- 8 tazas de coliflor (cortado grueso)
- pimienta negra (recién molida)
- cilantro (picado)
- sal kosher
- limas
- 2 dientes de ajo (picados)

Instrucciones:

1. Utiliza un procesador de alimentos para cortar la coliflor.

2. Calienta el aceite de oliva en una sartén a fuego medio. Añade la cebolla y cocina hasta que esté translúcida.

3. Añade el pimiento serrano y el ajo y cocina un minuto más.

4. Agrega la coliflor, la pimienta, la sal y la pasta de tomate. Continúa cocinando hasta que estén tiernos.

5. Sirve caliente con limas y cilantro.

Conclusión: Empieza tu recorrido keto-vegano

Con este libro empezamos la dieta cetogénica. Si es la primera vez que tienes contacto con esta dieta, ya sabes qué es, cómo funciona, los diferentes tipos de dietas keto que puede seguir y sus beneficios. Esta información te ayuda a determinar la mejor forma de comenzar con la dieta keto. Si ya has comenzado esta dieta, y la has seguido duraun tiempo, esta información puede servirte para refrescar algunas cosas. En este capítulo, habrás podido revisar todo lo que sabes sobre la dieta keto, ¡y es posible que también hayas aprendido algo nuevo!

El segundo capítulo trata sobre la otra mitad de la dieta keto-vegana. La mayoría de los veganos considera el veganismo un estilo de vida en lugar de sólo una dieta. Esto es especialmente cierto para aquellos que han elegido ser veganos por razones éticas. Sin importar cuál sea tu razón para volverte vegano, este capítulo te ayudó a entender el veganismo en detalle. Desde en qué consiste esta dieta, qué significa ser vegano, los beneficios de ser vegano hasta cómo puedes superar los desafíos comunes del veganismo, este capítulo incluye mucha información para guiarte y ayudarte a decidir cómo convertirte en un verdadero vegano.

En el capítulo tres juntamos estas dietas modernas en una combinación ganadora. En este capítulo aprendiste todo acerca de la dieta keto-vegana: discutimos por qué ambas dietas funcionan tan bien juntas, los beneficios que puedes disfrutar a partir de esta combinación de dietas y algunos consejos y estrategias útiles para que comiences y sigas esta dieta. Como has aprendido, la dieta keto-vegana puede ayudarte a alcanzar tus metas de salud y de pérdida de peso de manera divertida, desafiante e interesante. El uso de la información de este capítulo te ayudará a asegurar el éxito mientras emprendes este recorrido nuevo.

Hablando de asegurarte el éxito, el capítulo cuatro también contiene una gran cantidad de información. Cuenta con una lista completa de los alimentos recomendados en la dieta keto-vegana. Al principio, tal vez quieras hacer una copia de esta lista para guardarla en tu cocina. Te servirá como referencia para cuando estés planificando tus comidas o cuando necesites hacer tu lista de compras semanal. Luego continuamos con diez recetas saludables, fáciles y sabrosas que te harán celebrar el haber elegido convertirte en un keto-vegano.

Como puedes ver, este libro te proporciona toda la información que necesitas sobre la dieta keto-vegana, tal y como habíamos prometido. Con esta información, ya no tienes que preocuparte porque tu salud sea un problema. Puedes comenzar tu recorrido keto-vegano y luego usar todo lo que has aprendido aquí para que sea más fácil seguir este estilo de vida beneficioso. Si hay algo que deberías haber aprendido con este libro es saber que la dieta keto-vegana es fácil de seguir siempre y cuando sepas qué es, qué puedes comer y cómo seguirla. Dicho esto... ¡buena suerte en este recorrido!